BEI GRIN MACHT SICH IHR
WISSEN BEZAHLT

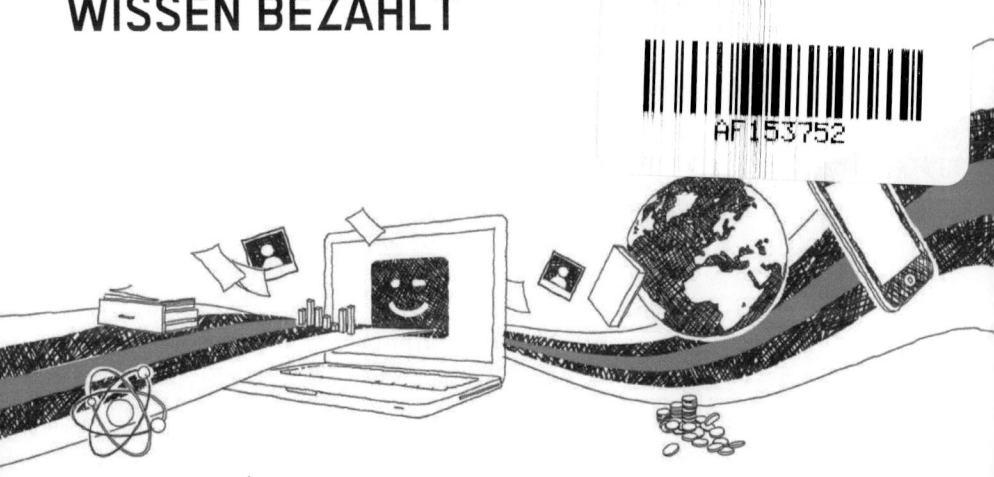
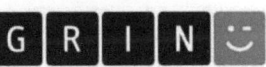

Immer noch Ehegattensplitting. Ist die staatliche Familienpolitik noch zeitgemäß?

Damaris Lahmann

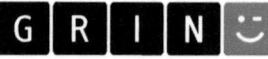

Bibliografische Information der Deutschen Nationalbibliothek:

Die Deutsche Nationalbibliothek verzeichnet diese Publikation in der
Deutschen Nationalbibliografie; detaillierte bibliografische Daten sind
im Internet über http://dnb.d-nb.de abrufbar.

ISBN: 9783346794161
Dieses Buch ist auch als E-Book erhältlich.

Druck und Bindung: Books on Demand GmbH, Norderstedt Germany
Gedruckt auf säurefreiem Papier aus verantwortungsvollen Quellen

Das vorliegende Werk wurde sorgfältig erarbeitet. Dennoch
übernehmen Autoren und Verlag für die Richtigkeit von Angaben,
Hinweisen, Links und Ratschlägen sowie eventuelle Druckfehler keine
Haftung.

Das Buch bei GRIN: https://www.grin.com/document/1315674

Immer noch Ehegattensplitting – ist die staatliche Familienpolitik noch zeitgemäß?

Erstellt von:

Damaris Lahmann

Im Studiengang:

M. Sc. Public Health

WS 2019/2020

Hannover, 14. Januar 2020

Inhaltsverzeichnis

1 Einleitung

Das Thema Ehegattensplitting wird in der politischen Debatte immer wieder diskutiert, ohne dass sich in den letzten Jahrzehnten eine Veränderung oder gar Abschaffung des Splittings ergeben hätte (Vollmer 2006: 73). Vollmer führt weiter aus, dass das Ehegattensplitting von Einigen als negativer Anreiz durch Steuersubvention in Bezug auf die Erwerbstätigkeit eines Ehepartners, meistens der Frau, wahrgenommen wird. Hiermit verbunden wird eine steuerrechtliche Schieflage zwischen Familienentlastung und Eheförderung angeführt und verfassungsrechtliche Bedenken genannt. Andere sind der Meinung, dass es sich dabei keineswegs um eine Form der Subvention handele, sondern dem Gebot der „Steuerlast nach tatsächlicher Leistungsfähigkeit" entspreche und dadurch durchaus verfassungsrechtlich zulässig sei (Vollmer 2006: 73).

Beblo legt ebenfalls die konträren Standpunkte dar, eines der wohl prominentesten Argumente gegen das Ehegattensplitting sei, dass es Fehlanreize für die Erwerbsbeteiligung von verheirateten Frauen berge (Beblo 2007: 269). Hingegen wird bei den Befürwortern die Wahlfreiheit bezüglich der internen Arbeitsteilung angeführt. Die gemeinsame Veranlagung ermögliche steuerlich alle Arbeitsaufteilungen von 100:0 bis 50:50 mit der insgesamt gleichen Steuerlast beider Partner bei Ehepaaren (Beblo 2007: 270).

Im Rahmen dieser Hausarbeit wird die Frage beleuchtet, ob das Ehegattensplitting als staatliche Familienpolitik noch zeitgemäß ist. Daher werden die nachgeordneten Fragen „Was führte zur Einführung dieses Steuermodells?", „Ist das Ehegattensplitting eine Familienpolitik?" und vor allem „Wie sieht die aktuelle Situation von Partnerschaft, Familie und Erwerbsleben im Jahr 2020 aus?" genauer betrachtet, um im Anschluss ein Fazit zu ziehen.

Mit Hilfe der freien Internetrecherche bei google scholar und google mit den Schlagworten „Ehegattensplitting", „Familienpolitik", „staatliche Familienförderung" und „Hausfrauenehe" wurde Literatur für diese Arbeit gefunden. Zusätzlich konnten Treffer bei der Bibliotheksrecherche in der Bibliothek der Medizinischen Hochschule Hannover unter den Stichwörtern „Familienpolitik" und „Ehegattensplitting" erreicht werden. Durch Sichtung von Referenzlisten ergab sich weiteres Material. Weitere Informationen unter diesen Stichworten wurden auf der Internetseite der Bundeszentrale für politische Bildung und im Archiv der Süddeutschen Zeitung gefunden.

2 Ehegattensplitting und die Einordnung im System Sozialstaat Deutschland

2.1 Historische Entwicklung

Mit der Entstehung eines Staates geht die Diskussion über gerechte Abgaben in Form von Steuern der Bürger einher. Seit 1776 wird versucht, die von Adam Smith formulierten Steuermaxime zu berücksichtigen. Diese lauten: Gleichheit der Besteuerung nach Leistungsfähigkeit, Bestimmtheit der Steuern, Bequemlichkeit der Erhebung für den Steuerpflichtigen und Billigkeit der Steuererhebung für den Staat. Zum Verständnis der Besteuerung ist deren Zweck und Berechtigung nachzuvollziehen. Wersig erläutert den Stellenwert von Steuern und die daraus resultierende Besteuerung von Ehen. In der verfassungsrechtlichen Diskussion über Steuererhebung wird die gleichmäßige Verteilung der Belastung auf die Bürger angeführt. Grundlage hierfür bildet Artikel 3, Absatz 1 des Grundgesetzes (GG), in dem der Gleichbehandlungsgrundsatz festgeschrieben ist (Wersig 2013a: 3).

Bei der Ausgestaltung der Steuergesetze in Bezug auf Ehen betont Wersig den diskutierten Aspekt von Gleichheit einhergehend mit den Prinzipien Einfachheit und Fairness zum Ziel der Familien- und Geschlechtergerechtigkeit. Das Steuerrecht soll Unterschiede, welche sich aus unterschiedlichen Lebensrealitäten ergeben, durch steuerliche Lastengleichheit angemessen berücksichtigen (Wersig 2013a: 3).

Die historischen Wurzeln der heutigen Einkommensteuer liegen in der preußischen „Klassensteuer" von 1820, die nicht als Individualsteuer ausgelegt war. Es war eine Besteuerung nach Haushalten[1], aus der sich eine Ehegattenbesteuerung entwickelte (Homburg 2000: 261). Nachfolgend beschreibt Eden, wie 1920 eine gemeinsame Veranlagung von Ehegatten im Reichseinkommensgesetz sowie eine begrenzte Haushaltsbesteuerung vorgegeben wurde. Ein Jahr später -am 24.03.1921- wurde ein Änderungsgesetz verabschiedet, welches die Zusammenveranlagung einschränkt. Darin wurde geregelt, dass das Ehefraueneinkommen aus selbstständiger und nichtselbstständiger Arbeit aus der gemeinsamen Veranlagung ausschied, wenn diese Arbeit in einem Betrieb erfolgte, der nicht dem Ehemann gehörte. Dadurch wurde die Ehefrau selbstständig veranlagt (Eden 2015: 27/28).

Weitere Veränderungen im Jahr 1934 beschreibt Eden, als diese Ausnahme komplett von den Nationalsozialisten beseitigt wurde und alle Einkünfte der Frau unter dem Oberbegriff Haushaltsbesteuerung in die gemeinsame Veranlagung einflossen. Ziel war dabei explizit

---

[1] Definition Haushalte: Privates Sozialgebilde, das eine oder mehrere Personen mit einheitlicher Willensbildung umfasst (hier Ehepartner). Er stellt die Planungs- und Entscheidungseinheit beim Erwerb von Einkommen dar, und zwar als Anbieter der Faktorleistungen Arbeit, Kapital und Boden oder Unternehmerleistung. Ebenso obliegt ihm die Verwendung von Einkommen zum Kauf von Gütern und der Vermögensbildung (Piekenbrock 2018).

die Verdrängung der Frau vom Arbeitsmarkt. Während des Krieges wurden die Frauen aber wieder als Arbeitskraft dringend benötigt und die Einkommenssteuerverordnung von 1941 regelte die Besteuerung neu, indem die Einkünfte der Frau aus nichtselbstständiger Arbeit in einem dem Ehemann fremden Betrieb aus der Ehegattenbesteuerung herausgenommen wurden (Eden 2015: 28/29).

Wersig erläutert, wie diese Regelung 1950 neu diskutiert wurde. Die damalige Fortführung der nationalsozialistischen Rechtslage in Kombination mit der starken Steuerprogression führte zu einem Nachteil für Paare mit zwei Einkommen durch höhere Steuerlast, als wenn diese unverheiratet geblieben wären, diese Regelung wurde „Ehestrafsteuer" genannt. 1955 wurde die Erwerbstätigkeit der Frau vom Bundesfinanzministerium als familienzerstörend bezeichnend und das Ministerium war der konservativen Auffassung, dass Frauen möglichst als Mütter und Hausfrauen ihre Aufgaben im Haushalt erledigen sollten, allerdings war die Arbeitskraft der Frauen wirtschaftlich notwendig (Wersig 2015).

Das 1958 durch ein Steueränderungsgesetz eingeführte Splittingverfahren hat den früheren § 26 Einkommensteuergesetz (EStG) abgelöst, nachdem das Bundesverfassungsgericht zwei wichtige Grundsätze aufstellt hatte:
1. Der Schutz der Ehe nach Art. 6, Abs. 1 GG verbietet die „Ehestrafsteuer"
2. Frauen müssen nach Art. 3, Abs. 2 GG unter den gleichen wirtschaftlichen Bedingungen arbeiten können wie Männer.
In dieser Entscheidung ist das Ehegattensplitting als eine Option neben der individuellen Besteuerung genannt (Wersig 2015).
Ausgangspunkt des Splittings war bei der Einführung 1958 ein Beschluss des Bundesverfassungsgerichts vom 17.01.1957. Danach war eine verfassungskonforme Besteuerung von Eheleuten dann gegeben, wenn sich nach der Heirat für die vorher ledigen Personen keine Mehrsteuern durch die Eheschließung ergeben (Heck 1968: 112).

2.2 Wie funktioniert das Ehegattensplitting?

Ehegattensplitting bedeutet seit 1958 in der Bundesrepublik, dass Eheleute, welche nicht dauernd getrennt leben, zwischen einer getrennten oder einer gemeinsamen steuerlichen Veranlagung wählen können. Wersig beschreibt weiter, dass bei der Zusammenveranlagung die beiden Partner als „ein Steuerpflichtiger" behandelt werden. Beide zu versteuernde Einkommen werden zunächst zusammengerechnet und dann durch zwei dividiert. Der neue, hälftige Betrag wird zur Errechnung der Steuerlast pro Person verwendet. Durch diese Berechnung wird sichergestellt, dass die Ehestrafsteuer nicht eintreten kann, da Verheiratete nun so viel zahlen wie zwei Unverheiratete, die jeweils die Hälfte des gemeinsamen Einkommens des Paares verdienen.

Weiterhin ergibt sich für Ehepaare ein flacherer Progressionsverlauf mit Steuerentlastung. Je größer die Differenz zwischen zwei Einkommen ist, desto höher ist die individuelle Steuerlast desjenigen mit dem geringeren Einkommen. Diese Person zahlt eine höhere Einkommenssteuer auf ihren Verdienst, da die Zusammenlegung insgesamt für die Eheleute vorteilhafter ist (Wersig 2013a: 6).

Eine freigewählte interne Arbeitsteilung gibt Beblo an. Im Ehegattensplitting ist es steuerlich unerheblich, durch welche Aufteilung ein Gesamteinkommen erwirtschaftet wird. Alle denkbaren Aufteilungsmöglichkeiten von 100:0 bis 50:50 werden mit der gleichen Steuerlast belegt (Beblo 2007: 270).

2.3 Einordnung im System Sozialstaat Deutschland

Deutschland wird im GG an zwei Stellen als sozialer Rechtsstaat bezeichnet, dies sind die Art. 20 Abs. 1 und Art. 28. Dieses Prinzip beschreibt soziale Gerechtigkeit als zentrales Ziel unseres Sozialstaates, welches durch eine Verankerung im GG schwer veränderlich und nahezu zeitlos gültig ist (GG).

Pötsch führt aus, dass sich das Sozialstaatprinzip nicht zeitunabhängig verbindlich definieren lässt, sondern die Ausgestaltung von den Faktoren der wirtschaftlichen sowie sozialen Entwicklung und dem gesellschaftlichen Bewusstsein abhängt. Das Sozialstaatprinzip wird als dynamisch verstanden, so dass der Gesetzgeber durch veränderte Verhältnisse zu angepassten Regelungen verpflichtet ist (Pötsch 2009: 32). Das soziale Handeln in Form des Ehegattensplittings ergibt sich daraus nicht nur durch Art. 3, Abs. 2 und Art. 6, Abs. 1 GG (wie oben aufgeführt), sondern insbesondere in Art. 6, Abs. 4 GG: „Jede Mutter hat Anspruch auf den Schutz und die Fürsorge der Gemeinschaft." Ebenso wie die in Art. 1 GG festgeschriebene Menschenwürde folgt aus diesen Vorgaben, dass der Staat allen Bürgern ein materielles Existenzminimum sichern muss (Pötsch 2009: 32).

Daraus ergeben sich in Deutschland einige Regelungen für verheiratete Partner. Die nicht erwerbstätige Partnerin[2] ist zum Beispiel über das Einkommen ihres Mannes in der gesetzlichen Krankenversicherung beitragsfrei mitversichert. Ebenso wie alle minderjährigen oder in Ausbildung befindlichen Kinder der Eheleute, völlig unabhängig von deren Anzahl. Nach dem Sachleistungsprinzip erhalten alle die nötigen Leistungen, unabhängig von der Beitragsleistung des Einzahlers.

---

[2] Die hier gewählte weibliche Form entspricht der Tatsache, dass der durchschnittliche Bruttostundenverdienst von Frauen 2018 um 21 % niedriger als der Verdienst der Männer lag und oft die weniger verdienende Person zu Hause bei den Kindern bleibt (destatis 2019).

2.4 Bedeutung des Ehegattensplittings für die Erwerbstätigkeit

Vollmer legt dar, dass das Ehegattensplitting die Konstellation fördert, eine Ehe mit nur einem Einkommen zu führen, was aus beschäftigungs- und frauenpolitischen Gründen nicht vertretbar ist (Vollmer 2006: 73). Sick et al 2015 verdeutlichen, dass ein Ehepaar völlig unabhängig von vorhandenen Kindern vom Splitting profitiert. In Deutschland werden dadurch etwa 40% der Ehen gefördert, obwohl dort keine Kinder (mehr) zu versorgen sind (Sick et al. 2015: 34).

Viele Experten sehen diese Steuerregel als immanent, dass sich Frauen gegen eine Berufstätigkeit und erst recht gegen eine Vollzeitanstellung entscheiden. Bei der gemeinsamen Veranlagung zahlen Frauen oft schon ab dem ersten Euro den hohen Steuersatz des Mannes - zumindest, wenn sie weniger verdient als er. Dadurch begünstigt das Splitting „die Spezialisierung in der Ehe im Sinne der Erwerbstätigkeit des einen Partners und der Bereitstellung häuslicher Dienste durch die andere Partnerin" (dpa 2019: Gutachten des wissenschaftlichen Beirates des Finanzministeriums). Weiter werden laut dpa von Rix und dem Gunda-Werner-Institut der Heinrich Böll Stiftung kritisiert, dass dies die Einverdiener- und Hausfrauenehe festigt und einer heutigen Rollenvorstellung nicht mehr gerecht wird (dpa 2019).

Beblo nennt als prominentestes Argument gegen das Splitting die Fehlanreize für die Erwerbsbeteiligung von verheirateten Frauen. Durch die unterschiedliche steuerliche Behandlung von „erstem" und „zweitem" Einkommen ergibt sich bei der Zusammenveranlagung eine deutlich höhere Verdienstentzugsrate für die Frau bezogen auf die Einkommenshöhe im Vergleich zu unverheirateten (oder getrennt veranlagten) Paaren (Beblo 2007: 269).

Das Splittingverfahren wurde nicht unter dem Aspekt des Familienlastenausgleichs eingeführt, scheint aber bereits 1968 in Bezug auf die ökonomische Situation der Familien als „familienbezogene Steuerermäßigung" zu gelten, da es in der Mehrzahl zu einer steuerlichen Entlastung der Ehegatten und Familien führt (Heck 1968: 110).

Die Bedeutung des Ehegattensplittings bei der Gesetzesgründung 1958 erklärt Wersig mit der „besonderen Anerkennung der Aufgabe der Ehefrau und Mutter". Damit wurde dargestellt, dass auch die unbezahlte Haus- und Erziehungsarbeit in der Einheit des Paares Berücksichtigung fand (Wersig 2015).

Holzki zeigt auf, dass in Finnland ein Fehlen des Ehegattensplittings deutlich mehr Frauen zurück an den Arbeitsplatz bringt (Holzki 2018).

3   Veränderung in Familienstruktur und Lebensformen

Die Zusammensetzung der Haushalte und die gewählte Lebensform hat sich in den letzten Jahren deutlich gewandelt. Quellen wie dem Statistischen Bundesamt Mikrozensus oder der Bundeszentrale für politische Bildung kann man entnehmen, dass die Anzahl an Mehrpersonenhaushalten von 1972 bis 2011 von knapp 74% auf knapp 60 % abgefallen ist. Demgegenüber gab es 1972 26,2 % Einpersonenhaushalte, 2011 fast doppelt so viele mit 43,6%.

Der Anteil der Haushalte ohne Kinder betrug 1972 33 %, allerdings 2011 bereits 51,4 %. Die Zahlen aus 1972 beziehen sich auf West- und die aus 2011 auf Gesamtdeutschland.

Abbildung 1: Bevölkerung nach Lebensformen in Deutschland

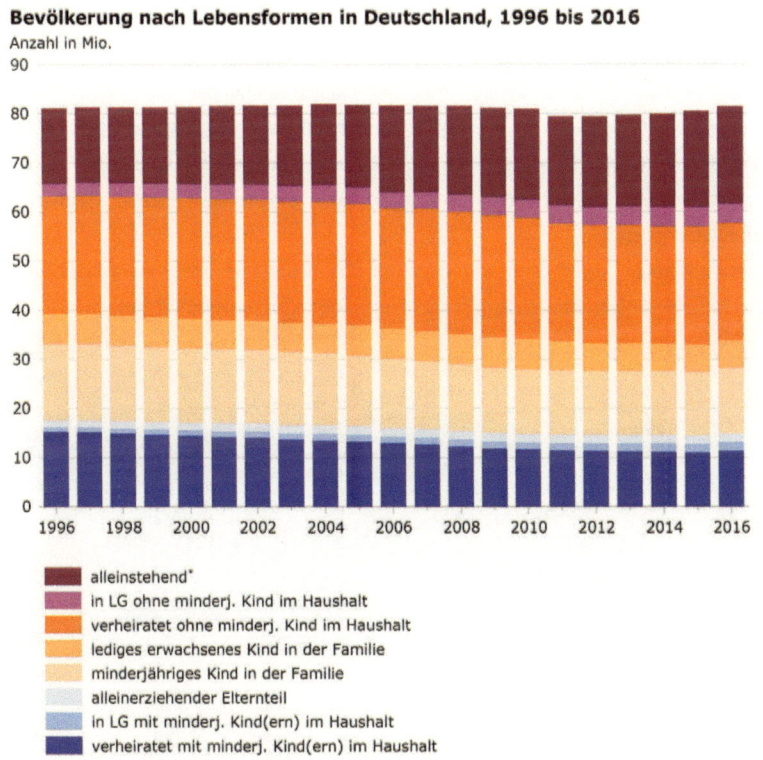

Bevölkerung nach Lebensformen in Deutschland, 1996 bis 2016
Anzahl in Mio.

Legende:
- alleinstehend*
- in LG ohne minderj. Kind im Haushalt
- verheiratet ohne minderj. Kind im Haushalt
- lediges erwachsenes Kind in der Familie
- minderjähriges Kind in der Familie
- alleinerziehender Elternteil
- in LG mit minderj. Kind(ern) im Haushalt
- verheiratet mit minderj. Kind(ern) im Haushalt

Quelle: Statistisches Bundesamt Mikrozensus 2018

Bäcker et al. begründen den Wandel in Lebensformen und Familienstruktur weg vom Mehrgenerationenhaushalt in zunehmender beruflicher und regionaler Mobilität sowie vorhandener Sozialsysteme (Bäcker et al. 2016).

2012 sieht Schneider einen grundlegenden Wandel des sozialen Kontextes in Deutschland. Maßgeblich dafür nennt er drei Gründe: erhöhte Bildungs- und Erwerbsbeteiligung von Frauen, Elternschaft stellt eine Option, aber keine Selbstverständlichkeit mehr dar und einen starken Bedeutungswandel im Faktor Elternschaft. Durch veränderte Rollenerwartungen, einer Aufwertung der gesellschaftlichen Stellung von Kindern und Etablierung neuer Elternleitbilder ist Elternschaft deutlich anspruchsvoller geworden. Der sinkende Kinderwunsch wird mit fehlender Rücksicht dieser Tatsache durch die Gesellschaft begründet. Die gestiegene Scheidungshäufigkeit zeigt eine fortgeschrittene Individualisierung und die Wichtigkeit glücklicher Partnerschaften. Möglicherweise wäre die Heiratsneigung ohne eine Scheidungsmöglichkeit deutlich geringer. Die Heirat wird als Konsequenz daraus angesehen, dass mit dem Trauschein konkrete Vorteile auch finanzieller Art erlangt werden (Schneider 2012).

Die heute in Deutschland existierenden Lebensformen sind vielfältig und bunt. Neben Ehen gibt es Partnerschaften mit gleichen und unterschiedlichen Geschlechtern, offene und geschlossene Partnerschaften, gelebte Liebesbeziehungen in allen Facetten, Mehrgenerationenhäuser und in allen Formen können Kinder vorkommen. Auch die biologische Verbindung ist dabei völlig unterschiedlich: Leibliche, adoptierte, angenommene und Pflegekinder ebenso wie Kinder als Eizell-, Samen- oder Embryonenspende.

Die traditionelle Vorstellung von einer Familie bestehend aus Vater-Mutter-Kind mit Trauschein ist einer abwechslungsreichen und offeneren Gesellschaft gewichen.

4 Diskussion

Im Jahre 1994 wurde der veränderten Lebenssituation in Deutschland mit einer Ergänzung des GG Rechnung getragen. Der Staat ist seither verpflichtet, bestehende Nachteile zu beseitigen und eine tatsächlich durchgesetzte Gleichberechtigung von Frauen und Männern zu fördern (Seidel 2020). Die Meinungen über eine nötige Änderung des Ehegattensplittings gehen weit auseinander, was nach Beblo in der Perspektive zur Steuerlastbeurteilung liegt. Die Gegner sehen den Vergleich zwischen verheirateten und unverheirateten Paaren. Die Fürsprecher vergleichen die Last innerhalb der Partnerschaft, für die das Splitting keine Subventionierung der Konstellation Alleinverdiener-Hausfrauenehe darstellt, sondern alle Ehepaare gleichbehandelt (Beblo 2007: 270).

Seidel sieht dahinter eine von konservativen Bewegungen gewollte Wiederbelebung bürgerlicher Werte und meint damit das alte Hierarchiegefälle zwischen Mann und Frau. Sie beschreibt tradierte Rollenmuster als hartnäckig, woraus sich für die Berufswahl von Männern und Frauen immer noch geschlechtsspezifische Stereotype ableiten lassen. Ein Umdenken erkennt sie nur ansatzweise und nennt es bezeichnend, dass in den ostdeutschen Bundesländern die geringen Lohnunterschiede der Geschlechter nur auf den historisch Umstand der höheren Frauenerwerbstätigkeit und das dort gelebte Rollenbild zurückzuführen sind (Seidel 2020).

Auf der anderen Seite führen Sick et al. die Kosten der Hausfrauenehe für den Sozialstaat und seine steuerpflichtigen Bürger aus. Studienkosten werden hier mit 30.000 Euro zugrunde gelegt, welche der Staat mit der Erwartung finanziert, dass diese im anschließenden Erwerbsleben durch Steuer- und Sozialabgaben zurückfließen. Durch das Hausfrauenleben oder einen Minijob kommen allerdings keine oder nur sehr geringe Beiträge zustande (Sick et al. 2015: 34). Der Anteil der Frauen an Minijobs beträgt 2017 in Deutschland knapp zwei Drittel (Statistisches Bundesamt 2018).

In der Krankenversicherung beschreiben Sick et al. ähnliches. Hier zahlt der Erwerbstätige ein, dies ist in den meisten Fällen der Mann mit dem höheren Einkommen. Die Frau und alle Kinder, sind unabhängig von der Anzahl bis zum Beginn einer Ausbildung bei gleichem Versorgungsanspruch beitragsfrei mitversichert. Die dadurch entstehenden Kosten werden von den Beitrags- und Steuerzahlern getragen (Sick et al. 2015: 35-36).

Wesentlich beschreiben Sick et al. den Widerspruch, dass der Sozialstaat den Berufsausstieg durch Ehegattensplitting und beitragsfreie Mitversicherung belohnt. Die Frau ist so gut ausgebildet wie nie zuvor und wählt oft das Hausfrauendasein, während in fast allen Branchen ein Fachkräftemangel herrscht. Hier prangert Sick volkswirtschaftlichen Unsinn und einen verschwenderischen Umgang mit Ressourcen an (Sick et al. 2015: 36).

Viele Autoren vertreten die Auffassung, dass Familien gefördert werden müssen und sollen, allerdings wird der Status „Familie" nicht an einem Trauschein festgemacht. Sick schlägt vor, in Ganztagsschulen, Kinderbetreuung, Bildung und Familie zu investieren. Familie sieht sie dort, wo Kinder sind (Sick 2015: 36/37). Bereits 1968 erklärt Heck, dass sich aus einer Veränderung der Berücksichtigung von Kinderfreibeträgen Steuern unmittelbar nach dem Leitprinzip der Leistungsfähigkeit ableiten lassen und das Ehegattensplitting nicht primär auf diesem Prinzip beruht (Heck 1968, 110).

Roßbach meint, dass sich aus der Kombination von Splitting und beitragsfreier Mitversicherung eine Unattraktivität für mehr als einen Minijob ergibt (Roßbach 2020b).

In einem Artikel der dpa werden mehrere alternative Möglichkeiten genannt, Familien unabhängig von einem Trauschein zu fördern. Experten fordern eine Bündelung staatlicher Leistungen für Kinder. So fordert zum Beispiel die SPD eine Kindergrundsicherung, welche alle bisherigen Leistungen für Kinder ersetzt. Ähnliches ist mit einer Einführung des Teilhabegeldes gemeint, das mit steigendem Elterneinkommen abgeschmolzen würde, wie es die Bertelsmann Stiftung vorschlägt. Für eine wirkliche Wahl zwischen Haushalt und Arbeitsplatz benötigen nicht nur Alleinerziehende flexiblere Arbeitszeiten und Sonderfreistellungen bei erkranktem Kind, sondern vor allem verlässliche und hochwertige Formen der Betreuung. Die AWO hat den Blick auf die schwierige Situation von Eltern ohne Berufsabschluss gelegt. Eine sinnvolle Unterstützung besonders auf lange Sicht wird darin gesehen, den Eltern eine Ausbildung oder ein Studium zu ermöglichen. Dazu muss das Programm der Teilzeitberufsausbildung und des -studiums ausgeweitet werden. Es ist wichtig, das wirtschaftliche Existenzminimum der Familie zu sichern. Der Verband alleinerziehender Mütter und Väter (VAMV) regt praktische Alltagshilfen in Form von gebündelten Zahlterminen für Gelder (Kinder- oder Wohngeld, Unterhaltsvorschuss, Bildungs- und Teilhabeleistung, Kinderzuschlag oder Hartz-IV-Leistung) oder auch Gutscheine für haushaltsnahe Dienstleistungen an. Der Verband führt an, dass momentan die Sozial- und Familienleistungen nicht zusammenwirken und unübersichtlich sind, wobei die Beantragung bei den verschiedenen Stellen zusätzlich viel Zeit und Energie beansprucht (dpa 2020).

Die soziale Rollenverteilung der Geschlechter, die mangelnde Verfügbarkeit von Kinderbetreuungseinrichtungen und die teilweise absurd hohen Kosten dafür bilden zusammen mit dem Ehegattensplitting ein Hemmnis für die Erwerbstätigkeit des geringer verdienenden Partners, was in den meisten Fällen die Frauen betrifft. Das Festhalten am Splitting trägt der veränderten Lebensart, der wachsenden Pluralisierung von Lebensformen und unverheirateten Eltern nicht Rechnung. Vielmehr wird kritisiert, dass damit eine bestimmte Lebensweise, nämlich die der Einverdienerehe steuerlich privilegiert wird und die Verteilungswirkung bei steigendem Einkommen ebenfalls steigt (Wersig 2013 a: 6). Vollmer bezeichnet, dass die Ehefrau durch das Splitting keine Anreizwirkung erhält, erwerbstätig zu sein. Umgangssprachlich wird davon gesprochen, dass die Frau lediglich das Geld für die Kinderbetreuung verdiene.

Beblo führt eine OECD-Studie an, welche zeigt, welcher der Zusammenhang zwischen Frauenerwerbstätigkeit und steuerlicher Veranlagung im internationalen Vergleich besteht. Danach ist die Beteiligung von Frauen am Arbeitsmarkt umso höher, je neutraler das erwirtschaftete Einkommen besteuert wird. Ebenso wird darin gezeigt, dass in Deutschland das zweite Einkommen zwischen 1,3-fach bis 1,5-fach stärker belastet ist als bei Alleinverdienern in gleicher Höhe (Beblo 2007: 269).

Das Ehegattensplitting schafft negative Arbeitsanreize für den Zweitverdiener, da rechnerisch für die Person mit dem zweiten Einkommen ein niedriges Nettoeinkommen herauskommt. Durch die gemeinsame Veranlagung liegt der Grenzsteuersatz dieser Person deutlich höher als bei getrennter Veranlagung (Buslei et al. 2014: 4).

Eine oft vernachlässigte Perspektive wird bei Beblo erwähnt. Die Befürworter des Ehegattensplittings gehen von einer steuerlichen Gleichbehandlung des Haushaltsgesamteinkommens aus (Beblo 2007: 270).

Eine dabei nicht untersuchte Frage ist, wie das Haushaltseinkommen tatsächlich auf die Haushaltsmitglieder verteilt wird. Gibt es ein gemeinsames Konto, auf das alle wirtschaftenden Personen Zugriff haben? Gibt es Konten zur freien Verfügung und nur eines für die gemeinsamen Kosten? Welche Wirtschaftskraft haben die beiden Wirtschaftspartner in der Ehe?

Homburg führt aus, dass Wohnen und gemeinsame Mahlzeiten als gemeinsame Güter zu definieren sind. Die hälftige Aufteilung des Gesamteinkommens hält er nicht für eine Wertungs-, sondern für eine Tatsachenfrage. Hier ergibt sich nach seiner Darstellung spätestens durch den Hauptteil der Ausgaben eine starke Nivellierung (Homburg 2000: 265).

In der Begleitung von Familien als Hebamme konfrontieren die Frauen mich oft mit anderen Tatsachen und die dortigen Erfahrungen sind bisher nicht wissenschaftlich untersucht worden. Möglicherweise liegt dies daran, dass man in Deutschland generell „nicht über Geld spricht". In der Realität ist es so, dass verschiedene Formen des Wirtschaftens geschildert werden, aber ein Merkmal ist fast alle gleich: Jeder Ehepartner hat zur Verfügung, was seinem Nettolohn entspricht. Das bedeutet: Der steuerliche Vorteil der Ehe kommt bei den geringer verdienenden Partnerinnen nicht an!

Die Fixkosten werden nach unterschiedlichen Schlüsseln von beiden Partnern getragen, manchmal anteilig nach dem Verdienst, manchmal 50/50, da ja beide zu gleichen Teilen wohnen oder essen. Egal wie die Regelungen aussehen, ein gemeinsames Wirtschaften der Parteien mit dem gesamten Einkommen ist selten. Gar eine „Ausgleichszahlung" des Höherverdienenden an den anderen Partner ist kaum vorhanden, obwohl sich dieser

Unterschied in der Besteuerung begründet. Wenn Urlaube oder Ausgaben für die Kinder anstehen, werden diese oft nicht nach Wirtschaftskraft, sondern hälftig geteilt, da ja beide vom Urlaub profitieren bzw. sich für die Kinder zuständig fühlen. Sozialwissenschaftlich betrachtet nennt man dieses Phänomen „Gender Legacy Couples". Das bedeutet, Paare geben bei Studien und Umfragen an, Entscheidungen gleichberechtigt zu treffen. Im Ergebnis begünstigen diese Entscheidungen tatsächlich die Ziele und Bedürfnisse von Männern deutlich stärker als die der Frauen (Moorstedt 2020).

Seit wenigen Jahren kann ich beobachten, dass einige -bisher wenige- Paare die Möglichkeit nutzen, nicht die monatlich günstigste Steuerklassenkombination 3/5 zu wählen, sondern sich für die 4/4 entscheiden. Der daraus resultierende monatliche Steuernachteil wird bei der Jahressteuer ausgeglichen, doch auch dies ist etwas, was sich das Paar leisten können muss, da direkt nach der Lohnzahlung weniger Geld netto zur Verfügung steht und erst durch die Steuererklärung am Jahresende eine Rückzahlung erfolgt. Bei der meistens verwendeten Kombination 3/5 steht damit der Geringerverdienenden deutlich weniger Geld zur Verfügung, mit dem diese aber ebenso ihre Kosten für Wohnen, Essen, Kleidung, Freizeit und Bildung bestreiten muss. Durch den Wegfall des Ehegattensplittings würde hier eine gerechtere Verteilung der wirtschaftlichen Möglichkeiten eintreten.

Abbildung 2: Scheidungsquote in Deutschland von 1960 bis 2018

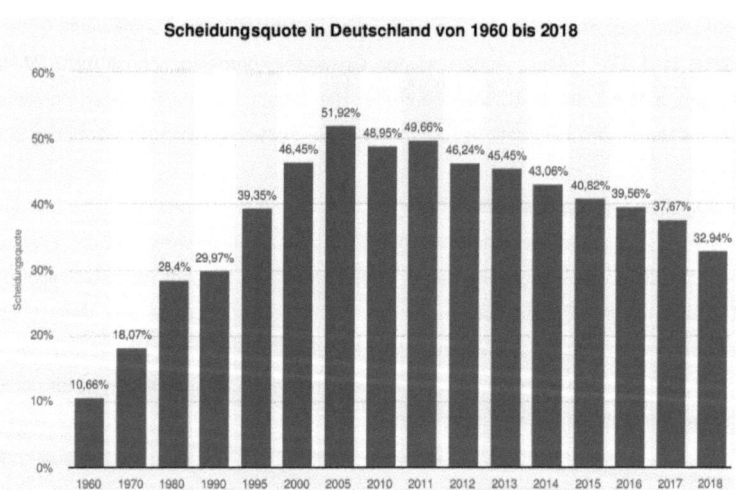

Quelle: Statista 2019

Nicht beachtet ist die Möglichkeit einer Scheidung. Keine Ehe hat eine Ewigkeitsgarantie und Abbildung 2 ist zu entnehmen, dass in Deutschland die Scheidungsquote seit 1990 über 30% liegt. Das Jahr 2005 erreichte einen Spitzenwert von knapp 52%. Im Jahr 1960, kurz nach der Einführung des Ehegattensplittings, lag die Quote gerade bei knapp 11%. Der Blick auf die Versorgung der Frau war selten nötig und durch damalige Gesetze geregelt.

Seit 2008 gilt ein neues Unterhaltrecht im Scheidungsfall. Sobald das Kind drei Jahre alt ist, wird davon ausgegangen, dass die Frau wieder in Vollzeit arbeitet und sie verliert ihren Unterhaltsanspruch. Wilke begründet diese Aktualisierung mit dem Versuch, Anreize zu setzen, damit sich die Familien vom einseitigen Ernährermodell verabschieden. Bisher hat sich allerdings nichts geändert (Wilke 2018). Die oftmals vorher von den Frauen ausgeführten Minijobs sind eine Falle. Die Verbindung aus Ehegattensplitting und beitragsfreier Mitversicherung in der Krankenversicherung sind diese gefährlich attraktiv und im Scheidungsfall sowie bei der Rente der direkte Weg in ein Altersarmutsrisiko (Roßbach 2020a).

Durch das geringere Einkommen werden weniger Rentenbeiträge gezahlt und im Leistungsfall geringere Renten ausgezahlt. Viele Frauen wähnen sich in Sicherheit, da im Rentenalter die Rente des Mannes auch zum Haushaltseinkommen hinzugezählt wird. Ebenso wie im Erwerbsleben haben aber bei weitem nicht alle Frauen Zugriff auf dieses Geld oder profitieren nur zu sehr geringem Teil davon. Sollte dann die Ehe geschieden werden, hat die Frau lediglich Anspruch auf die Auszahlung ihrer eigenen erworbenen Rentenansprüche.

Wilke berichtet, dass Frauen in Deutschland durchschnittlich weniger als halb so viel Rente wie Männer beziehen. Viele von ihnen haben nur stundenweise oder gar jahrelang gar nicht gegen Lohnzahlung gearbeitet und keine Entgeltpunkte für die Rente gesammelt. Obwohl die Frau zu Hause nicht faul herumgesessen hat, erweckt die spätere Rente diesen Eindruck (Wilke 2018).

5 Fazit

Das Ehegattensplitting wurde seinerzeit mit dem Vorsatz der Gleichstellung in der Steuerlast gegenüber Ledigen etabliert. Dafür gab es Mitte des 19. Jahrhunderts gute Gründe, die sich aus der damaligen Lebens- und Arbeitssituation der Bürger ableiten lassen.

Tatsächlich hat in den 61 Jahren nach der Einführung des Ehegattensplittings eine Vielzahl an Veränderungen stattgefunden, welche das komplette Lebensumfeld der Menschen in diesem Land verändert hat. Bis 1977 galt für Frauen, nur dann erwerbstätig sein zu dürfen, wenn sich dies mit ihren Aufgaben in Haushalt und Familie vereinbaren ließ. Seit über 40 Jahren gilt das paritätische Ehemodell, in dem beide Ehegatten berechtigt sind, erwerbstätig zu sein.

Der Bildungsstand von Frauen wird immer höher, Frauen sind so gut ausgebildet wie noch nie zuvor in Deutschland und trotzdem haben wir in vielen Branchen einen Fachkräftemangel. Deutschland kann sich aus vielen Gesichtspunkten nicht leisten, diese hochqualifizierten Frauen über Jahre oder gar vom ersten Kind bis zur Rente zu Hause zu lassen.

Es ist richtig und gut, die Familien finanziell zu unterstützen, die Entscheidung für Kinder bedeutet auch eine positive Entscheidung für unser Sozialsystem. Diese Kinder stellen die Zukunft als Beitragszahler für die Sozialkassen dar und im Sinne des Generationenvertrages sind sie unverzichtbar. Ob allerdings das Ehegattensplitting hier der richtige Weg ist, muss sehr bezweifelt werden. Bisher lässt sich eher eine Förderung der Hausfrauenehe erkennen, bei der zukünftige Generationen zu Hause betreut werden, nach der Zeit der intensiven Betreuung allerdings eine gut ausgebildete Fachkraft dem Arbeitsmarkt nicht mehr oder nur sehr beschränkt zur Verfügung steht.

Nach den Jahren der fehlenden Rentenbeiträge erhält diese Frau eine so geringe Rente, dass weitere Leistungen aus dem Sozialsystem nötig sind, wie zum Beispiel „Hilfe zum Lebensunterhalt". Die Frau hat jahrelang nicht nur nicht in das System eingezahlt, sondern auch einen höheren Leistungsanspruch aus dem Solidarsystem, als wenn sie in ihrem Arbeitsleben durch Beiträge und eventuelle private Rücklagen selbstständig für einen gesicherten Unterhalt im Alter hätte sorgen können.

Bei diesen Betrachtungen wird deutlich, was Seidel als Frage nach der Gesellschaft formuliert, in der wir leben wollen. Die nicht vorhandene Geschlechtergerechtigkeit erhitzt die Gemüter bereits seit 70 Jahren und es ist keine Angelegenheit allein von Frauen. In diesen Jahrzehnten sehen wir einen nur mühsam erreichten gesellschaftliche Weg zu einer von Gleichberechtigung, Toleranz und Vielfalt getragenen Gesellschaft (Seidel 2020).

Ohne Berücksichtigung waren bis 2013 eingetragene Lebensgemeinschaften. Wersig beschreibt, dass diese ebenso wie klassische Ehepartner gemeinsam wirtschaften und sich für Kinder entscheiden. Bei einer konsequenten Förderung von Familie muss positiv darüber abgestimmt werden, auch diesen Lebensformen eine Art „Ehegattensplitting" zukommen zu lassen (Wersig 2013b: 221/222). Erst das Bundesverfassungsgericht entschied im Juni 2013, dass auch bei Verpartnerung eine Möglichkeit für Ehegattensplitting gegeben ist. Dies gilt rückwirkend zum 01. August 2001 und vollzieht eine lange überfällige Gleichstellung von Ehepaaren und Personen in eingetragenen Lebenspartnerschaften.

Interessant ist das Ausblenden der gesamten Belastung wegen des Ehegattensplittings: Durch das Splitting werden von Ehegatten insgesamt weniger Steuern eingenommen, die steigenden Beiträge für Kranken- und Rentenkasse müssen ebenfalls abgefangen werden, im nicht unwahrscheinlichen Fall einer Frauenaltersarmut kommen höhere Ausgaben auf die Renten- und Sozialkassen zu, Frauen erzeugen höhere Kosten in der Krankenversicherung und trotzdem wird am Ehegattensplitting mit der Anreizwirkung der Einverdienerehe festgehalten. Diese Effekte werden von der gesamten Solidargemeinschaft aufgefangen.

Moorstedt wirft daher die zusammenfassende Frage des Dilemmas auf: „Man sollte sich […] nicht fragen, warum der gesellschaftliche Wandel so langsam von statten geht, sondern warum sich Männer so erfolgreich wehren" (Moorstedt 2020)?

6 Abbildungsverzeichnis

7 Abkürzungsverzeichnis

GG	Grundgesetz
EStG	Einkommenssteuergesetz
VAMV	Verband alleinerziehender Mütter und Väter

Literaturverzeichnis

Bäcker, G., Kistler, E. (2016): Grenzen der familiären Absicherung. Online abrufbar unter: http://www.bpb.de/politik/innenpolitik/rentenpolitik/222460/grenzen-einer-familiaeren-absicherung (abgerufen am 23.11.2109)

Beblo, M. (2007): Die Wirkungsweise des Ehegattensplittings bei kollektiver Entscheidungsfindung im Haushalt. In Seel, B.: Ehegattensplitting und Familienpolitik. VS Verlag für Sozialwissenschaften, 269-294

Buslei, H., Wrohlich, K. (2014): Besteuerung von Paaren: das Ehegattensplitting und seine Alternativen. DIW Roundup: Politik im Fokus, Nr. 21, Deutsches Institut für Wirtschaftsforschung, Berlin

destatis (2019): Gender Pay Gap. Online abrufbar unter: https://www.destatis.de/DE/Themen/Arbeit/Arbeitsmarkt/Qualitaet-Arbeit/Dimension-1/gender-pay-gap.html (abgerufen am 10.12.2019)

dpa (2019): „Tampon Tax" und Lohn: Stand der (Un-)Gleichberechtigung. Süddeutsche Zeitung, Resort Gesellschaft, 07.03.2019

dpa (2020): Gutscheine und Grundsicherung: Hilfe für Alleinerziehende. Süddeutsche Zeitung, Resort Soziales, 08.01.2020

Eden, P. (2015): Das Ehegattensplitting. Eine soziologische Analyse zur monetäre Ressourcenverwaltung in der Ehe und zum Halbteilungsgrundsatz, Peter Lang AG, 20

Heck, B. (1968): Bericht über die Lage der Familien in der Bundesrepublik Deutschland. Deutscher Bundestag, 5. Wahlperiode, Drucksache V/2532, 33, 110-112

Holzki, L. (2018): Rein, Rauf, Raus. Süddeutsche Zeitung Plan W, 01.12.2018

Homburg, S. (2000): Das einkommensteuerliche Ehegattensplitting. Steuer und Wirtschaft, Otto Schmidt Verlag, Köln, 261-268

Moorstedt, T. (2020): Schatz, wo sind die Windeln? Süddeutsche Zeitung, Resort Familie, 11.01.2020

Piekenbrock, D. (2018): Haushalt. Ausführliche Definition. Online abrufbar unter: https://wirtschaftslexikon.gabler.de/definition/haushalt-33262/version-256789 (abgerufen am 03.12.2019)

Pötzsch, H. (2009): Die deutsche Demokratie. 5. Überarbeitete und aktualisierte Auflage, Bonn: Bundeszentrale für politische Bildung 2009, 32-33

Roßbach, H. (2020a): Zu klein gedacht. Süddeutsche Zeitung, 07.01.2020

Roßbach, H. (2020b): Grüne wollen Sozialversicherungspflicht für Minijobs. Süddeutsche Zeitung, Resort Arbeitsmarkt, 08.01.2020

Schneider, N. F. (2012): Die familiendemografische Entwicklung in Deutschland. Online abrufbar unter: http://www.bpb.de/politik/grundfragen/deutsche-verhaeltnisse-eine-sozialkunde/138030/die-familiendemografische-entwicklung-in-deutschland?p=1 (abgerufen am 23.11.2019)

Seidel, C. C. (2020): Viel zu langsam. Süddeutsche Zeitung, Artikel aus der digitalen Ausgabe „Zukunft Deutschland", online abrufbar unter: http://sz.de/1.4742597 (abgerufen am 04.01.2020)

Sick, H., Schmidt, R. (2015): Ein Mann ist keine Altersvorsorge. Kösel, München, 34-37

Statista (2019): Scheidungsquote in Deutschland 1960 bis 2018. Online abrufbar unter https://de.statista.com/statistik/daten/studie/76211/umfrage/scheidungsquote-von-1960-bis-2008/ (abgerufen am 30.12.2019)

Statistisches Bundesamt (2018): Pressemitteilung Nr. 231 vom 26. Juni 2018. Online abrufbar unter: https://www.destatis.de/DE/Presse/Pressemitteilungen/2018/06/PD18_231_621.html (abgerufen am 27.10.2019)

Statistisches Bundesamt Mikrozensus (2018): Bevölkerung nach Lebensformen in Deutschland, 1996 bis 2016. Online abrufbar unter: https://www.bib.bund.de/DE/Fakten/Fakt/L01-Bevoelkerung-Lebensformen-ab-1996.html (abgerufen am 10.12.2019)

Vollmer, F. (2006): Ehe und Familie in der Steuerrechts- und Sozialordnung. In Althammer und Klammer, Mohr Siebeck, Tübingen, 73

Wersig, M. (2013a): (Gerechtigkeits-) Prinzipien des deutschen Steuersystems. Online abrufbar unter: https://www.bpb.de/apuz/155703/gerechtigkeits-prinzipien-des-deutschen-steuersystems (abgerufen am 25.10.2019)

Wersig, M. (2013b): Der lange Schatten der Hausfrauenehe, zur Reformresistenz des Ehegattensplittings. Verlag Barbara Budrich, Opladen/Berlin/Toronto

Wersig, M. (2015): Zankapfel Ehegattensplitting – Politischer Kompromiss in den 1950 Jahren. Online abrufbar unter: https://www.dasgleichstellungswissen.de/zankapfel-ehegattensplitting-politischer-kompromiss-in-den-1950er-jahren.html?src=3 (abgerufen am 27.10.2019)

Wilke, F. (2018): Ausgebrütet. Süddeutsche Zeitung, Plan W, Ausgabe 04/2018

BEI GRIN MACHT SICH IHR WISSEN BEZAHLT

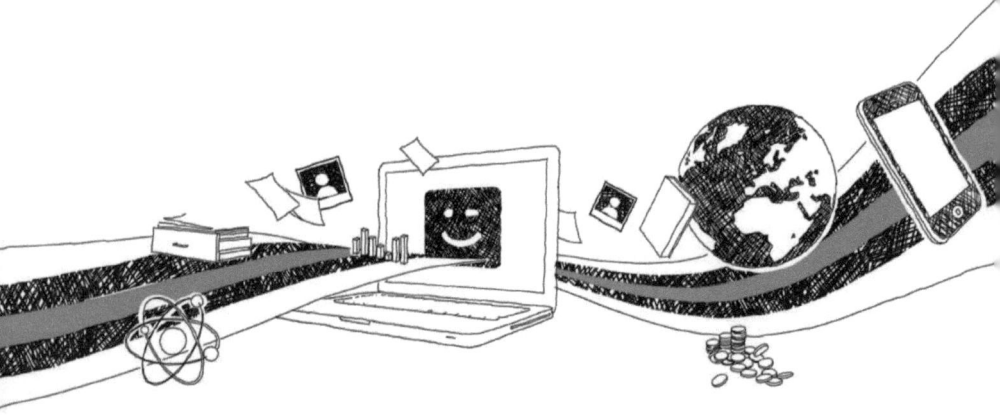

- Wir veröffentlichen Ihre Hausarbeit,
  Bachelor- und Masterarbeit

- Ihr eigenes eBook und Buch -
  weltweit in allen wichtigen Shops

- Verdienen Sie an jedem Verkauf

**Jetzt bei www.GRIN.com hochladen
und kostenlos publizieren**

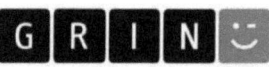